AF313120

LES
BAINS DE MER

DE L'ALGÉRIE

PAR

Charles-Claude **BERNARD**,

Médecin de colonisation et Maire de Bordj Menaiel (province d'Alger),
Premier suppléant du Juge de Paix,
Lauréat de l'Académie de Médecine de Paris,
Officier de l'ordre du Nichan Ifthikar,
Croix de bronze des Ambulances françaises (1870-1871),
Chevalier de l'ordre de l'Aigle rouge,
Chevalier de l'ordre de Charles III (Espagne),
Chevalier de l'ordre du Christ (Portugal),
Lauréat et Correspondant de plusieurs Académies
et Sociétés savantes nationales et étrangères,
Ancien Médecin du Chemin de fer de l'Est, de la Douane
et de plusieurs établissements métallurgiques,
Ancien délégué cantonal de la Meurthe, etc., etc.

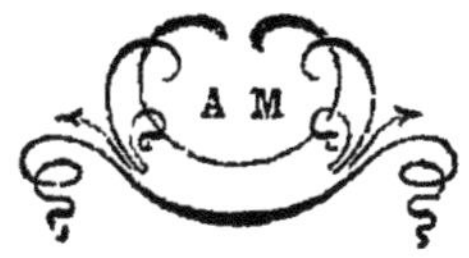

BLIDA

IMPRIMERIE TYPOGRAPHIQUE A. MAUGUIN

1877

A Monsieur le comte de RICHEMONT,

Chevalier de la Légion d'honneur,

Témoignage de profond respect et de vive reconnaissance,

De votre très-dévoué serviteur,

CH.-CL. BERNARD.

Bordj-Menaïel, le 1er mai 1877.

PRÉFACE

Les succès constatés journellement de l'usage des Bains de mer, et en particulier de ceux de la Méditerranée, ne peuvent que vivement encourager à préconiser cette pratique hygiénique et médicatrice, de tout temps étudiée très-attentivement par les plus savants médecins de tous les pays. Les récentes observations faites sur une vaste échelle fournissent des statistiques et des données qui démontrent combien ce moyen est puissant, soit pour modifier des constitutions vicieuses, soit pour relever des santés affaiblies.

Les Bains de la mer Méditerranée ont une action si spécialement salutaire, qu'on ne saurait trop les recommander, soit comme habitude sanitaire, soit comme moyen thérapeutique.

Ce travail est divisé en trois parties : La première comprend les caractères physiques et chimiques de l'eau de la mer Méditerranée, et quelques renseignements sur les plages algériennes.

La seconde partie concerne l'hygiène et la thérapeutique maritime.

Une étude spéciale de l'air maritime en Algérie constitue la troisième section de ce mémoire.

LES

BAINS DE MER

DE L'ALGÉRIE

I

Caractères physiques et chimiques
de la Méditerranée.

Le nom de cette mer vient de sa situation dans le milieu des terres ; elle se compose de quatre parties principales : 1° l'Archipel ; 2' le Bassin oriental ; 3" la mer Adriatique et 4" son Bassin occidental, qui nous intéresse le plus, et s'etend entre l'Espagne, la France et l'Algérie Sa superficie est de 66,000,000 hectares, c'est-a-dire surpasse celle de la France d'un quart. D'Alger à Marseille on compte 760 kilomètres. Le trajet se fait en trente-deux heures.

Cette mer reçoit de nombreux et volumineux cours d'eau, par ses affluents d'Europe, d'Asie et d'Afrique. Elle communique avec l'Océan Atlantique par le détroit de Gibraltar, dont le courant semble maintenir l'équilibre de la Méditerranée, qui sans cela ba.sserait considérablement à cause de sa grande évaporation.

Elle reçoit en plus de ses affluents d'eau douce, des eaux à demi salées, par les Dardanelles, et des eaux tout à fait salées, par le Gibraltar ; l'evaporation ne lui enlevant que les eaux douces, nous sommes amenés à conclure qu'un excès de sels doit rester dans son bassin.

Analyse des eaux de la mer Méditerranée sur le littoral algérien. — L'eau qui a servi à cette analyse a été prise au Port-aux-Poules, territoire de Zemouri et au cap Djinet, le 10 juin 1876. Plusieurs essais successifs ont donné les resultats suivants :

Eau douce..................	943.1.
Sel marin	41.0.
Chlorure de sodium........	4.5.
— de magnesium	4.3.
— de potassium......	0.9.
Sulfate de magnésie........	2.3.
— de chaux	1.0.
Carbonate de chaux........	0.2.
Bromure de magnésium .. .	0.1.
Résidu non determiné	2.6.
Total....	1000 parties d'eau de mer

De nombreuses analyses chimiques avaient déjà fait constater que les eaux de la mer Méditerranée contiennent plus de matières salines, que celles des autres mers. Cette composition la rend plus excitante, et son action sur l'économie est plus rapide et plus énergique. C'est pourquoi il ne faut rester dans le bain que peu de temps. Aucune n'a de composition aussi complexe que celle de la mer, à cause de la quantité prodigieuse d'êtres organisés, animaux ou végétaux, qui naissent, vivent, meurent et se putréfient dans ce milieu.

L'eau de la Méditerranée, au point de vue chimique, se classe en tête des *eaux minérales chlorurées, sodiques fortes*. Aussi les effets thérapeutiques et hygiéniques diffèrent-ils beaucoup des autres mers, à cause de son haut degré de minéralisation et de salure. La caractéristique de cette minéralisation est le *chlorure de sodium,* son élement le plus invariable et qui forme les trois quarts à peu près du chiffre total des principes fixes ; les alcalins sont peu abondants.

Sa densité moyenne est de 1,032.

D'autant plus pesante qu'elle est salée, son dessallement s'observe, sur une assez grande distance au voisinage des cours d'eau ; ce qui est une condition essentielle, dans le choix des emplacements où l'on doit se baigner, puisque l'eau salée se mêle difficilement et lentement à l'eau douce.

Caractéres.

Odeur. — L'odeur caractéristique de la mer Méditerranée est celle du Brôme, de l'Iode, du Chlore, due aux effluves des matières organiques et végétales qu'elle contient ou qu'elle recouvre ; elle n'emane pas seulement de l'eau, mais surtout des différentes matières qu'elle contient, telles que fucus, algues, mousses marines, etc , etc. Cette eau dans un vase se putréfie promptement à l'air.

Saveur. — Sa saveur est salée et amère, saumâtre, nauséabonde, différente de la saveur salée pure, ce qui est dû surtout à la predominance des sels de magnésie et de soude, et dépend aussi des matières organiques et volatiles.

Couleur. — La couleur de la Méditerranée est bleuâtre, plus foncée que celle de l'Ocean ; dans un vase elle est très-limpide, incolore, transparente. Cette eau absorbe si facilement les rayons lumineux, que sur une épaisseur peu considerable, elle devient totalement opaque. Elle reflète l'etat du ciel d'une manière particulière, ce qui lui donne sa belle couleur bleue.

Température. — La température de l'eau de la mer Mediterranée s'eloigne peu de la température du climat de la contrée où on la considère, est moins sujette à varier que celles des rivières et des fleuves. En général elle leur est supérieure. La densité plus élevée de l'eau salée est une condition favorable à sa conductibilité, plus grande pour le calorique. Cette température est d'autant plus basse, que la profondeur est plus considerable ; elle décroît avec la profondeur.

M. le docteur E. Bertherand, rédacteur en chef du Journal de *médecine* et de *pharmacie* d'Alger a fait sur la température de la mer sur nos côtes quelques observations personnelles qu'il a consignées dans son étude sur « les Eaux minérales et les Bains de mer en Algérie, 1860, page 53. »

Nous en extrayons les passages suivants :

« Quand on se plonge dans la Méditerranée, on « n'éprouve pas cette sensation pénible de froid, qui

« caractérise le contact de l'Océan. La température
« moyenne de la première est plus élevée de 3 de-
« grés au moins. M. Viel a constaté que pendant
« trois mois d'eté, l'Océan a une température
« moyenne de 16", et la Méditerranée, 22" C. Un
« savant professeur de physique, M. Aimé, a fait à
« cet égard des recherches comparatives sur la
« thermalité de l'air et celle du liquide marin : il en
« résulte qu'a Alger, l'air a une température
« moyenne de :

« En hiver.. ..   12°,4   et la mer 14°,4.
« Au printemps.   16°,3   —   15°,5.
« En été.......   23°,0   —   22°,2.
« En automne..   20°,0   —   20°,6.

« Tous ces chiffres ont une éloquente valeur :
« ils expriment qu'en hiver la Méditerranée a la
« température assignée aux bains *froids*, au prin-
« temps celle du bain *frais*, en été celle du bain
« *tiède*, en automne, celle du bain presque tiède.

« La température de la mer m'a paru atteindre
« son maximum de onze heures à midi.

« Dans le degré de thermalité qu'accuse le liquide
« marin qui baigne la côte algérienne, il faut bien
« tenir compte de deux circonstances : d'une part le
« moment de la journée où l'on expérimente : ainsi
« le matin et le soir, ce degré est rapproché de celui
« de la température de l'air ambiant, mais vers midi
« il lui est inferieur; d'un autre côté l'état du ri-
« vage, car il influe beaucoup sur la température de
« l'eau : ainsi, j'ai souvent constaté à Alger, a
« Cherchell, dans des baies assez profondes et bien

« entourées de rochers élevés, qui reflétaient la
« chaleur solaire à la surface de la mer, que cette
« dernière avait toujours de 0°,5 à 1°,5 de tem-
« pérature plus elevee que l'eau des plages voisines,
« mais entièrement découvertes. Ces resultats sont
« analogues à ceux qu'a obtenus M. Aimé dans le
« port d'Alger : en avril, il trouva que la mer avait
« 19°,0 au fond du port, 17',7 au milieu du port
« et 16°,9 au bout de la jetée. »

Mucus. — L'eau de mer, quand on la froisse entre
les doigts, offre une légère viscosité, due à l'exis-
tence d'un principe onctueux, d'une substance gela-
tineuse, sapide azotée, comme l osmazone, putresci-
ble à la manière des matières animales. Ce mucus
doit être considéré comme un element essentiel, vital
de la mer ; principe nourricier des plantes et des
animaux, etc., etc., qui agit aussi sur notre corps
pendant le bain, dans le genie de la baregine des
eaux minérales, dont on commence à apprecier
l'influence.

Phosphorescence — Plusieurs explications sont
données sur la production de ce phénomène, qui se
renouvelle assez souvent. On pense qu'il tient a des
corpuscules organisés, des substances animales, des
masses de petits mollusques acephales, tellement
nombreux, qu'ils peuvent former des nappes colo-
rées, lumineuses dans l'obscurite et par les nuits
sans étoiles. On voit des vagues lumineuses venir se
briser l'une contre l'autre ou contre les rochers, et
lancer une poussière, une écume lumineuse. La
cause la plus rationnelle tient, je crois, à un phéno-

mène électro-magnétique, qui s'explique par la ren-
contre ou le choc de deux éléments ; comme l'éclair
se produit par le choc des nuages, choc qui détermine une pluie d'étincelles. Ce phénomène apparaît
surtout en temps d'orage. La mer en ce moment-là
impressionne bien plus vivement la peau et détermine, chez beaucoup de baigneurs, de véritables
éruptions miliaires (observations faites en mai 1875,
au cap Djinet). C'est une preuve a l'appui de l'opi-
nion qui envisage l'electricité comme l'agent prin-
cipal de cette phosphorescence.

Mouvements. — Il n'existe pas de flux et reflux
dans la mer Méditerranée ; cependant ses mouvements sont multiples, variés et continuels, en sens
inverses, doivent être consideres comme sa vie,
comme la thermalité est la vie des eaux minérales.
Les plus remarquables sont la houle ou ondulation,
la lame ou la vague, suivant leur volume et leur
force d'impulsion. Ces différentes ondulations et le
choc des vagues agissent sur la peau à la manière
des rubéfiants, au point même de developper quel-
quefois à sa surface de veritables exauthèmes, épi-
phénomène tenant souvent à des causes acciden-
telles ou à des dispositions individuelles.

Le mouvement rend le bain de mer superieur à
celui des rivières ; aussi trouve-t-on le bain meilleur
par une mer un peu agitée, un peu forte, que par
un calme plat. C'est une sorte de gymnastique continuelle, qui met en jeu l'élasticité de tous les organes.
Les vagues en frappant sur la surface du corps, le
stimulent davantage et l'empêchent de se refroidir
aussi facilement.

Plage algérienne.

Généralement la plage algérienne est plate, sablonneuse, d'un sable fin et moelleux, solidement tassé, le pied n'y enfonce que difficilement; à pente douce, bien aménagée, le niveau du fond présente souvent une inclinaison telle, qu'on peut trouver assez d'eau sans trop s'eloigner. Rarement cette pente se trouve assez forte pour compromettre la station debout. Les bains sont donc faciles et partout très-agreables. Sur differents points, il existe des rochers pittoresques parfois immenses, dans lesquels les flots s'engouffrent par des trous et interstices; ces jeux de l'onde écumante ne font que rendre agreable le séjour de la plage. Sur la plus grande etendue, elle ne presente qu'une succession de plaines et de dunes de sables, interrompues seulement par les embouchures des rivières et des differents cours d'eau. On y remarque aussi une succession de caps plus ou moins importants; souvent aussi elle est ombragée par des massifs de plantations vigoureuses, par de belles orangeries, comme cela s'observe en face de la plaine de l'Isser.

Le climat du littoral algérien est essentiellement marin, très-saturé, assez uniforme et constant, très-doux en hiver, chaud et sec en éte; rafraîchi et bien renouvelé par une brise continuelle, il ne renferme aucune émanation insalubre. La douceur de la température qui unit les saisons, fait que l'Algerie offre de grands avantages à beaucoup de maladies; d'ailleurs le climat marin est plus constant que le climat continental ; il ne fait jamais aussi froid, ni aussi chaud sur mer que sur terre, sous égale latitude.

La plage algérienne doit être considérée comme favorable et salutaire à un grand nombre d affections ; panorama des plus variés, promenades et excursions très-agréables et intéressantes. L'air y est très-sain, bien chargé d'oxygène, la lumière très-intense. L'élément marin, qui en fait le caractère spécial, est des plus hygiéniques ; il convient parfaitement aux impressionnabilités nerveuses et morbides, qui réclament une atmosphère chaude et peu humide.

Bains.

> « Tous les remèdes qui peuvent faire beaucoup
> de bien, peuvent faire beaucoup de mal. »

Les immersions dans la Méditerranée sont classées parmi les médications énergiques ; c'est un bain peu froid, spécial, minéral, tantôt stimulant ou tonique, tantôt sédatif ou contro-stimulant, qu'il faut savoir doser et régler dans son emploi ; dès lors il est urgent de suivre des conseils précis, minutieux, que le médecin seul doit déterminer d'une manière judicieuse et rigoureuse ; autrement ce moyen thérapeutique si puissant déterminerait des troubles parfois funestes. Ainsi l'efficacité incontestable de ces bains est toujours subordonnée à une règle particulière et propre à chaque individu, à chaque maladie, à chaque âge ; c'est pourquoi j'ai cherché à venir en aide aux intéressés, en publiant le résultat de mes nombreuses observations, afin d'initier, par des moyens simples et faciles, ceux qui desirent user de cette médication.

Action physiologique et pathogénique des eaux de la mer Méditerranée. — Ses bains agissent sur l'organisme, en produisant des effets physiologiques, locaux et généraux.

Les effets locaux ont pour siége le tégument externe ou la peau, qui devient après le bain plus souple et acquiert une elasticite apte à remplir ses differentes fonctions : absorption, exhalation, sécrétion et sensibilité.

Les effets généraux sont ceux qui se produisent sur les fonctions suivantes : La circulation et l'innervation. Ces differents effets physiologiques sont : 1° Immédiats ou primitifs; 2° Mediats ou secondáires, phenoménes qui se produisent pendant la reaction ; 3° Gencraux ou consécutifs.

Les effets immédiats ou primitifs se produisent aussitôt l'immersion ; on éprouve une sensation de froid plus ou moins intense, un frissonnement, une horripilation de la peau pouvant aller jusqu'a produire la chair de poule; elle devient pâle, parfois bleuâtre, avec abaissement de la temperature du corps. On éprouve en même temps une sorte de constriction au sternum, à l'epigastre, de veritables spasmes, une constriction frontale avec engourdissement ou stupeur des forces musculaires. Puis il se fait un apaisement progressif avec ralentissement du pouls, et l'equilibre se retablit dans toutes les fonctions opprimées, avec sensation de bien-être, chaleur relative, qui est toujours en rapport avec la susceptibilité individuelle.

En résumé, l'immersion produit l'abaissement de la température générale, le refoulement du sang de la périphérie au centre, le ralentissement de la circulation et la gêne momentanée de la respiration, qui sont des actes reflexes provoqués par l'impression du froid. Ces phénomènes sont rares en Algérie en raison de la température, du climat et de la mer.

RÉACTION. — *Effet médiat ou secondaire.* — Le retour à l'équilibre fonctionnel troublé par l'immersion, se manifeste dans un temps très-court : une minute suffit le plus souvent pour voir retablir toutes ces légères perturbations imprimées aux grandes fonctions de la respiration, de la circulation, de la calorification et de l'innervation. Elle est hâtée par l'agitation du liquide, l'exercice du corps et de nombreuses conditions individuelles.

Effets généraux consécutifs. — Les effets consécutifs s'etablissent avec la reaction, tout l'organisme reprend son état habituel; il est urgent de ne pas prolonger le bain au delà du premier frisson, toujours indicateur d'une autre réaction qui pourrait occasionner une série de troubles souvent périlleux.

Ces effets consécutifs sont : 1° Stimulants ou toniques; 2° Sédatifs ou contro-stimulants. Ces deux phénomènes tiennent à la température et à la durée du bain. Plus la température est relativement basse et la durée courte, plus la réaction est énergique et plus le bain est stimulant. Au contraire, plus la température est élevée, plus la durée du

bain est prolongée, plus aussi sont les effets sédatifs.

Règle générale. — Le bain dans la Méditerranée
est tonique à la température de 10° à 15° centigr.
avec une durée de cinq minutes. Il est sédatif, avec
15° à 20° sa durée étant de dix à quinze minutes.

Époque des bains. — On peut prendre ici des
bains de mer presque toute l'année; cependant il
convient de n'en jamais prendre à basse température,
sans de grandes précautions. L'époque la plus convenable en Algérie, part de la fin du mois de mai et
finit avec octobre. On choisit principalement juin,
juillet, août et septembre.

Costumes. — Le costume de bain sera le plus
simple possible, d'un tissu très-léger et non suscep-
tible de se coller à la peau ; de préférence pour les
hommes un simple caleçon, afin que la périphérie
du corps soit en contact direct et constant avec l'eau
de mer, que tous les mouvements soient bien libres,
la tête nue, ou simplement un filet pour retenir les
cheveux, les toiles cirées doivent être proscrites, à
moins que la baigneuse n'ait une susceptibilité particulière du conduit auriculaire qui ne permette pas
le contact de l'eau. Pendant le soleil, il convient
d'avoir un chapeau de paille à larges bords ; les
pieds nus, ou des chaussures légères, pour éviter
les pointes de rochers ou d'oursins.

Heure du bain. — Toujours choisir une heure
éloignée du milieu du jour, à cause de la grande
chaleur et de l'action du soleil sur le corps.

Si l'on prend deux bains par jour, prendre le

premier, entre huit et dix heures du matin, le second, entre quatre et six heures du soir. Il est toujours préférable de ne prendre qu'un bain par jour. le soir principalement. Une heure et demie après un léger repas, et trois ou quatre heures après un fort repas. Il convient de s'être un peu animé par la marche, avant l'immersion, avoir plutôt un peu chaud, sans cependant être en transpiration. Il est sage d'attendre pour prendre un bain froid que la respiration et la circulation aient repris leur rhythme normal ; une bonne hygiène exige d'entrer immédiatement dans l'eau sans trop attendre, ne pas suivre l'usage déplorable et généralement adopté, qui consiste à attendre au bord de la mer, le corps a peu près nu, que la sueur soit évaporée. L'immersion subite a le grand avantage de mettre fin à une transpiration dont l'abondance eût affaibli l'organisme, de rafraîchir le corps fatigué par l'excès de calorique accumulé, de rendre à la peau relâchée par l'action de la chaleur, toute sa tonicité, de stimuler de la façon la plus heureuse l'économie entière.

Ainsi une fois déshabillé, il faut entrer brusquement dans l'eau, de manière à mouiller, immerger toutes les parties du corps et la tête en même temps, ou à très-court intervalle, soit en faisant des ablutions, en plongeant ou en s'accroupissant de manière d'être complétement recouvert par l'eau. L'impression pénible est alors courte, en quelque sorte instantanée ; au contraire, lorsqu'on entre graduellement, l'impression se renouvelle à chaque partie du corps successivement immergée et augmente la sensation de refoulement et de suffocation.

Durée du bain. — Très-variable suivant l'effet qu'on veut obtenir, suivant l'état et la susceptibilité de l'individu, l'âge, le sexe et la constitution, etc. Depuis cinq minutes jusqu'à une demi-heure au plus, s'il ne survient pas de frisson. On pourrait augmenter la durée du bain en graduant progressivement le séjour à chaque séance.

Galien : « Si, dit-il, une fois sorti de l'eau, la peau reprend rapidement par l'effet des frictions, une bonne couleur, c'est qu'on y est resté pendant un temps convenable; mais si elle se réchauffe difficilement et demeure longtemps pâle, c'est que le bain froid aura été trop prolongé. Il faut alors modifier la durée soit en plus ou en moins. »

Durée de la cure. — Aussi très-variable. Cette médication si puissante ne peut se régler méthodiquement, de nombreuses circonstances inhérentes, soit à la maladie, soit à l'individu, font varier cette durée. Les effets obtenus servent d'indication. On doit, quand il ne survient aucun signe de lassitude ni de fatigue, etc , en user avec persistance, le plus régulièrement possible, attendu que les bains n'ont d'effets salutaires et soutenus, qu'autant que cette cure aura été bien suivie. Souvent il faut plusieurs années pour reconstituer ou rétablir des individus qui ont des affections chroniques : dans d'autres circonstances une saison suffit, comme cela se remarque chez un grand nombre de convalescents.

Il faut parfois interrompre quelques jours, s'il survient un malaise quelconque; ainsi pour les dames, il est prudent à l'époque menstruelle, de cesser au moins deux jours avant, et ne reprendre que trois jours après.

Pendant la saison chaude de notre climat d'Afrique, le bain de mer est un moyen précieux d'en combattre l'influence énervante; il dépouille le corps de l'excès de calorique, dont l'accumulation surexcite et opprime à la fois les organes; il ravive les sources de l'innervation, souvent épuisées par l'action d'une trop haute température; il modère la transpiration cutanée, resserre et raffermit la peau, relève les forces musculaires et les fonctions digestives languissantes; il convient à la fois aux sujets à peau fine, à tempérament nerveux, ainsi qu'aux individus robustes et sanguins.

II

Hygiène.

Le bain de mer exerce la plus heureuse influence sur la santé; son usage habituel et journalier tonifie et anime la peau, lui conserve sa fraîcheur et sa souplesse. Le tégument externe devient moins impressionnable à la chaleur et au froid humide; il modère la transpiration et prévient la debilitation, qui suit la sécrétion trop abondante de la sueur.

Le système musculaire gagne de la force et de l'énergie, l'appétit devient plus vif et les digestions plus faciles, les fonctions intestinales se régularisent, l'assimilation, la nutrition, l'absorption interstitielle sont activées.

L'innervation générale se modifie très-bien, le sommeil devient plus profond et plus réparateur, l'activité du corps et de l'esprit redouble ; on se sent plus d'aptitude au travail ; on éprouve enfin un sentiment général de force, de bien-être physique, intellectuel et moral, résultant de l'équilibre des organes et de l'harmonie des fonctions.

Ils conviennent aux individus de tout âge, de tout sexe, de tout tempérament et de toute constitution.

Quant à la grossesse, nous n'avons jamais vu qu'un bain de mer convenablement pris ait été la cause d'un accident quelconque qui lui fût raisonnablement imputable ; au contraire, il est le meilleur moyen d'atténuer et souvent de guérir la plupart des indispositions qu'engendre l'état de gestation, entre autres la dyspepsie, les vomissements, la chloro-anémie, le névrosisme, etc., etc., et même de mener à bonne fin l'œuvre souvent si laborieuse et si accidentée de la nature.

Plusieurs femmes vont faire leurs couches dans des villages situés sur le littoral, les suites ont été tellement heureuses et favorables, qu'elles ne s'en éloignent qu'à regret, et ne manquent jamais d'y retourner en pareille circonstance. C'est un moyen puissant de tonifier les fibres utérines, dont le relâchement et l'affaiblissement occasionnent si souvent un accouchement pénible et laborieux.

Thérapeutique.

Il existe un assez grand nombre de maladies que l'usage quotidien du bain de la Méditerranée peut prévenir, amender ou guérir.

Pris habituellement, il exerce la plus heureuse influence sur les prédispositions morbides, qui tiennent à la nature du tempérament ou à la faiblesse de la constitution. Par la réaction qu'il provoque et les effets toniques qui en découlent, il peut déterminer, et il détermine, surtout chez les enfants, la transformation du tempérament lymphatique en tempérament sanguin. Les personnes délicates, debiles, chétives, très-sensibles aux variations atmosphériques, très-sujettes aux irritations catarrhales des membranes muqueuses, des conduits aériens ou du tube digestif, prédisposées aux rhumatismes et aux nevralgies, aux engorgements ganglionnaires et généralement a toutes les manifestations morbides, qui dépendent du lymphatisme et de la scrofule, se trouveront bien de l'usage des bains de la Méditerranée. Il en est de même des individus affectés ou prédisposés à l'obésité, à la goutte, à la gravelle, au névrosisme, etc., etc. Les diabéthiques se guérissent très-bien.

Une classe de maladies générales doit être placée au premier rang de celles heureusement modifiées. Je veux parler des *névroses,* névroses du mouvement, névroses du sentiment, névroses de l'intelligence, la plupart de ces maladies trouvent dans le bain de la Méditerranée un agent très-utile, parfois héroïque.

L'expérience a démontré l'efficacité incontestable de ces bains, en variant le mode d'application, dans les métrorrhigies, dans les congestions sanguines chroniques du foie, de la rate, de l'utérus et divers autres organes.

Dans les pertes séminales involontaires, soit qu'elles tiennent à un état d'atonie des organes, soit qu'elles dépendent au contraire d'une sorte d'éréthisme génital, lié par exemple, tantôt à l'abus des plaisirs vénériens, tantôt à une continence excessive. Ici encore le mode d'application devra varier suivant la cause du mal ; stimulant, si les pertes séminales sont dues à l'atonie des organes, le bain sera sédatif au contraire, si elles ont leur origine dans un état d'éréthisme nerveux.

Les leucorrhées opiniâtres chez les jeunes filles chlorotiques, ou chez les femmes pâles, étiolées, anémiques, les écoulements chroniques et rebelles sont généralement amendés et guéris par les bains stimulants. En général, les maladies de la femme sont, après celles de l'enfance, les maladies qui sont le plus souvent du ressort des bains de la Méditerranée. Chaque jour on constate leur utilité dans la chloro-anémie, l'aménorrhee, la dysménorrhée, les flux vaginaux, les relâchements, les abaissements de l'utérus, les engorgements récents du col, voire même la sterilité ; la fécondité des femmes qui habitent les bords de la mer est connue ; nous avons constaté aussi combien les bains étaient favorables aux nourrices, dont le lait devient plus abondant et surtout de meilleure qualité.

Dans les fièvres intermittentes anciennes, les cachexies paludéennes avec engorgement du foie, de la rate, etc. Nous avons obtenu des succès merveilleux chez des colons dont l'état était des plus critiques. Les récidives, si fréquentes, disparaissent complétement après l'usage prolongé des bains de mer.

Les bains de la Méditerranée conviennent aux enfants de tout âge, soit habitant des villes populeuses où, par hérédité et par influence du milieu, ils s'étiolent, languissent et tombent dans des états constitutionnels, qui n'attendent qu'une cause accidentelle pour se traduire en maladie grave ; soit enfants à cheveux blonds, peau fine et blanche, chairs molles et bouffies, souvent d'une très-grande maigreur, dont le ventre est proéminent, avec les membres grêles, souvent torses, etc.

L'âge de puberté, cette époque de lutte intellectuelle et organique, trouvera aussi dans la pratique balnéaire un auxiliaire très-opportun.

Enfin les vieillards des deux sexes se trouveront également bien de l'usage des bains de la Méditerranée, mais à la condition de surveiller la reaction, les mouvements vitaux s'opérant chez eux avec trop de lenteur.

Dans un grand nombre de circonstances il convient d'ajouter differents agents thérapeutiques au traitement balnéaire ; le plus souvent on constate que ces agents agissent beaucoup mieux, plus promptement, etc., qu'auparavant. L'eau de la Méditerranée rend aussi de très-grands services, employée en douches, injections, lavements, et souvent en lotions.

Maladies chirurgicales. — L'eau de la Méditerranée est un topique détersif et reconstituant qui rend d'importants services dans les lésions osseuses chroniques ; caries et même nécroses, avec plaies et trajets fistuleux, les gonflements des extrémités spongieuses, les difformités, suites de fractures ou de diverses lésions traumatiques, etc.

Ils rivalisent parfaitement avec les eaux minérales pour le traitement des tumeurs blanches, des paralysies traumatiques, des rétractions musculaires et tendineuses, des ankyloses, des faiblesses, ou des raideurs consécutives aux luxations, entorses et fractures. Enfin ils conviennent dans toutes les formes de la cachexie scrofuleuse, spécialement quand elle s'attaque au tissu osseux.

Maladies de la peau. — Un grand nombre de ces affections locales principalement, se guérissent en fort peu de temps, de l'usage quotidien des bains. Récentes ou anciennes, l'opportunité de ce traitement marin est encore plus grande quand le sujet est mou et lymphatique.

Il en est de même pour quelques affections ophthalmiques indolentes et scrofuleuses.

Eau de mer chaude. — L'eau de la Méditerranée n'est jamais en Algérie une eau très-froide, en été elle est souvent presque tiède, très-douce. Il est préférable de l'employer sans la chauffer. Cependant il est d'usage pour les enfants et les personnes très-impressionnables ou trop faibles, de commencer par plusieurs bains tièdes, à température décroissante. On sait que les principes salins de l'eau de mer sont fixes et qu'on peut la chauffer sans en altérer l'action, il arrive souvent qu'on est obligé de la mitiger, ou l'additionner avec des substances médicamenteuses, pour répondre à des indications particulières.

Le bain de mer chaud est particulièrement

excitant de là circulation et porte aux congestions capillaires; le bain à 35° ne doit pas durer plus de vingt-cinq minutes, à 30° il peut durer trente minutes. Dans ces conditions il reste fortifiant et reconstituant par excitation.

A l'intérieur. — Prise à la dose de quelques verres, deux à quatre, elle purge assez franchement; pour corriger son amertume, on l'additionne avec du miel. Elle est considérée non-seulement comme reconstituante, à cause de son action sur le sang, mais aussi elle a des propriétés très-puissantes comme diurétique, dépurative et vermifuge.

Des expériences nombreuses ont démontré que prise tous les jours à la dose d'un petit à un grand verre, elle produit d'excellents effets, dans les cachexies scrofuleuses et paludéennes, dans les anémies profondes, et surtout dans les catarrhes pulmonaires et de la vessie.

Il est facile de la rendre gazeuse, pour remplir certaines conditions; cependant les divers procédés employés, à ce point de vue, ne sont pas encore parvenus à diminuer le goût désagreable de la préparation marine.

III

L'air maritime.

Est un adjuvant des plus puissants; de nombreuses observations, faites sur tout le littoral algérien, démontrent combien il est favorable à l'organisme humain.

Les porteurs d'affections bronchiques y puisent beaucoup de soulagement, d'améliorations et souvent obtiennent des guérisons jusqu'alors désespérées.

L'influence du climat maritime algérien est très-appréciable dans les cas où il s'agit, soit de conjurer les prédispositions, soit de combattre les symptômes du premier degré de la phthisie. Cette influence due essentiellement à la tonicité de l'air maritime est très-estimée par le monde médical.

Malgré les effluves paludéennes de la plaine de l'Isser, des guérisons ont été obtenues chez plusieurs immigrants qui avaient apporté le germe tuberculeux du nord et de l'est de la France; plusieurs cas où l'hérédité était constatée ont eu les plus heureux résultats. Les symptômes prédominants du deuxième degré de la tuberculisation se sont aussi parfaitement amendés puis guéris, chez quelques individus soumis à un traitement maritime habilement et sagement dirigé.

Il en est de même pour les constitutions lymphatiques et les diathèses strumeuses, etc.

La zone du littoral algérien convient parfaitement aux enfants, aux adultes et aux vieillards des deux sexes, dans toutes les circonstances où les toniques sont obligatoires.

Les nombreuses débilités qui s'observent à chaque pas dans la société sont sensiblement améliorées dans un temps assez court, au moyen de l'habitation sur le littoral, traitement qui permet de combattre très-avantageusement des affections encore à l'état de germe, même héréditaire.

PUBLICATIONS DU MÊME AUTEUR

Anesthésie locale par le sulfure de carbone.

Hernie étranglée, Ponctions aspiratrices.

Les engorgements de la rate, et le Bromure de potassium.

Éclat de capsule dans l'œil. — Extraction.

Les Portugais en Algérie, au point de vue de la pathogénie.

Hydrate de chloral.

La syphilis chez les Arabes.

Du perchlarusé de fer.

Hygiène publique. — L'eucalyptus.

La plaine de l'Isser, historique et hygiène.

Fistule du sac lacrymal.

Analyse des eaux de la plaine de l'Isser.

Hygiène des Écoles en Algérie.